Te $\begin{smallmatrix} 18 \\ 480 \end{smallmatrix}$

MÉDECINE SYBARITIQUE

MÉDECINE

CONÇUE SUR UN PLAN TOUT PARTICULIER

MÉDECINE

DES DÉGOUTÉS, DES DÉLICATS, DES DIFFICILES

« Guérir les maladies avec des
» moyens agréables et presque tou-
» jours ne coûtant rien, tel est le but
» de ce livre. »

SECRETS MÉDICAUX

RECUEILLIS

Par M. FOI-MARIE

TOULOUSE

IMPRIMERIE J. PRADEL ET BLANC,
RUE DES GESTES, 6.

1867

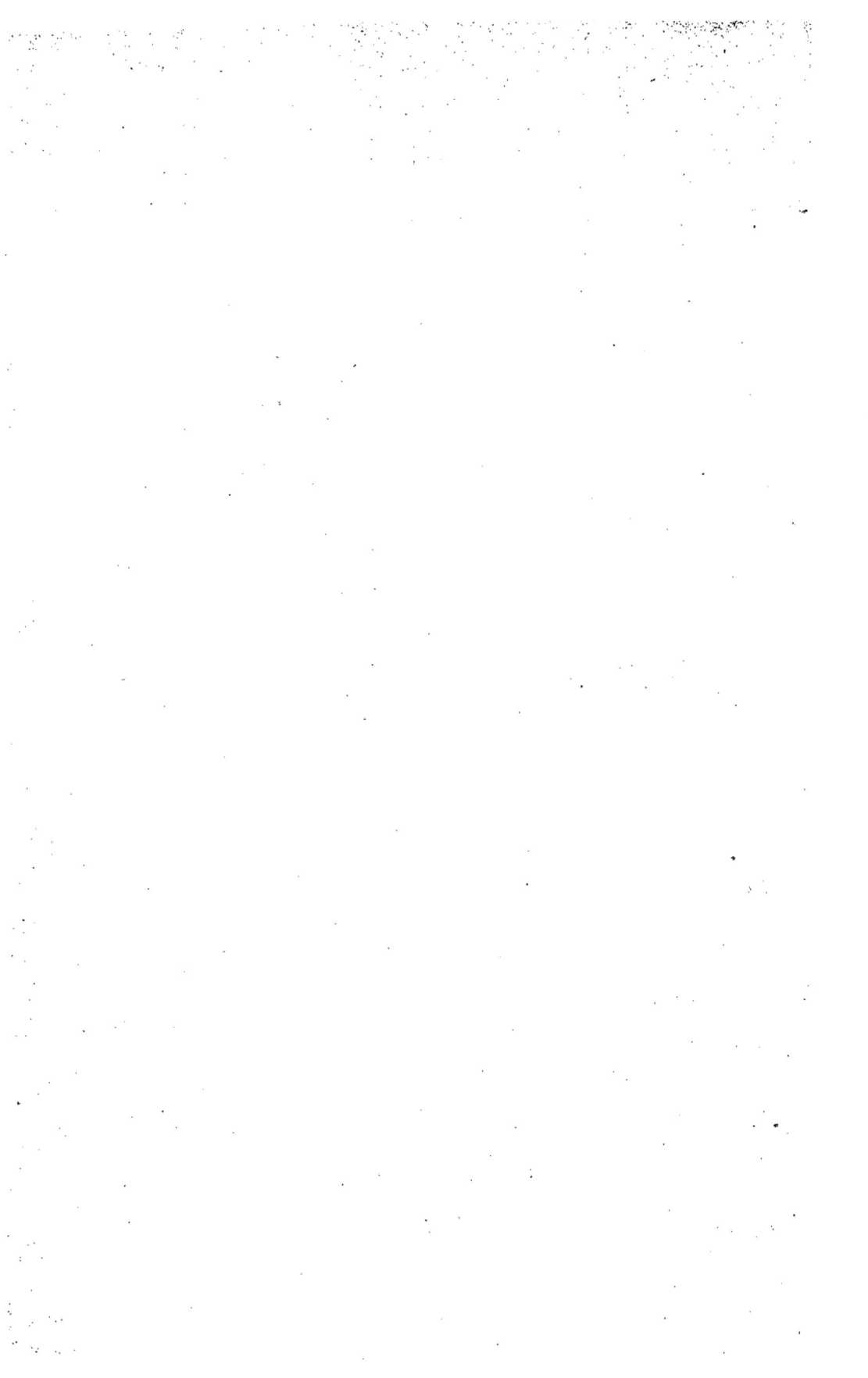

PRÉFACE

FAITE PAR LE LECTEUR

S'il est logicien, il dira : Ce livre supporte l'analyse ; s'il est sophiste, il prouvera le contraire du logicien ; s'il est classique, il froncera parfois le sourcil et accusera la pratique de démentir quelquefois la théorie ; s'il est romantique, il criera : En avant! Il dira, s'il est sceptique : Bah! est-il rien de vrai!... S'il est bien portant : Que m'importe? S'il est malade : Essayons. S'il est timoré : Qu'ai-je à craindre? S'il est de la classe des dégoûtés, des délicats, des difficiles, ne trouvant pas la plus petite grimace à faire, il nous prodiguera l'encens à pleines mains. Enfin, s'il est indifférent, pardieu ! alors il ne dira rien...

N'est-il pas vrai que chaque lecteur vient de trouver ici une petite préface à sa façon !

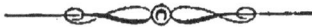

MÉDECINE SYBARITIQUE

Moyen de n'être jamais malade.

Le célèbre Boerhaave a écrit : La tête fraîche, les pieds chauds, le ventre libre, et moquez-vous des médecins.

Guérison de la Rage.

Prenez trois poignées de datura stramonium (pomme épineuse), faites-les bouillir dans un litre d'eau jusqu'à réduction de moitié, puis faites prendre cette boisson tout d'une fois au malade. Une rage violente survient bientôt mais de courte durée; une sueur abondante y succède. Au bout de 24 heures, le malade est guéri. Le révérend père Legrand, auteur de la recette, assure avoir réussi 60 fois sur 60 cas.

Constipation.

Pour la combattre, prenez de l'antimoine métallique et formez-en de petites boules que vous avalerez. Comme ces boules sont rendues à peu près telles quelles, vous pouvez les recueillir et les laver pour vous en servir un nombre infini de fois, d'où leur nom de pilules perpétuelles.

Obésité et Maigreur.

Les personnes qui voudront engraisser mangeront beaucoup de pain, de féculents, déjeuneront de chocolat, se mettront à l'usage des œufs frais brouillés ou sur le plat. Brillat Savarin recommande les mets au riz, les macaronis, les pâtisseries, les crèmes douces, les charlottes, les babas et autres préparations qui réunissent les fécules, les œufs et le sucre.

Les personnes qui voudront maigrir suivront un régime contraire.

N'oublions pas de dire que, pour acquérir de l'embonpoint, il faut surtout que la digestion se fasse régulièrement, sinon l'assimilation n'a pas lieu, et dès-lors naturellement pas de résultat possible.

Tænia.

Purgez-vous avec l'huile de ricin et observez une diète complète. Le lendemain remplissez un vase de lait et asseyez-vous dessus. Le ver, affamé et très friand de lait, sera attiré par lui. Dès que sa tête plongera dans le liquide, saisissez-là et la coupez. Quand bien même le ver ne sortirait pas en entier, peu importe, du moment que la tête sera coupée, il mourra et sera rendu avec les défécations.

On guérit aussi le tænia en mangeant des graines de citrouille.

Gale.

Une forte friction avec de la benzine ou de l'huile de pétrole, débarrasse complètement de la gale. On fera bien pendant quelque temps de prendre chaque matin, à jeun, une infusion de pensées sauvages. Observez une grande propreté.

Fièvres.

Le célèbre Tournefort assure que le suc dépuré de céleri des marais, à la dose de 150 à 200 grammes, est un excellent fébrifuge pris au moment de l'accès. Le persil sert aussi au même emploi.

Hernies.

D'abord réduction et application d'un bandage par une personne de l'art, de même que lorsqu'un édifice croule, on commence par l'étayer avant de le restaurer. S'il y a constipation chez l'individu, purgatifs doux tels que : manne, huile de ricin, tamarins, etc. Evitez les excès de table. Ce sont là les seuls moyens rationnels de guérison. Aidez la nature, elle fera après le reste.

Brûlures.

Ceci ne convient que dans les brûlures légères. Au lieu de plonger la partie brûlée dans l'eau froide, approchez-la du feu (*similia similibus*), et

tenez-l'y un moment aussi près que vous pourrez le supporter; la douleur disparaîtra comme par enchantement.

Les confitures ou bien des blancs d'œufs battus avec de l'huile d'olive et étendus sur les brûlures, sont aussi d'excellents moyens.

Hémorrhoïdes.

Entre tous les moyens proposés pour la guérison des hémorrhoïdes, il en est un qui est fort singulier. Il consiste à porter sur soi quelques marrons sauvages, ou encore des chardons que l'on enveloppe pour ne pas se blesser. Comment cela opère-t-il? Est-ce magnétiquement ou moralement? Le fait est que nous avons vu ce moyen réussir souvent, et en médecine il y a un adage qui dit : Guérir d'abord; discuter ensuite.

On calme les violentes douleurs au moyen de compresses trempées dans de l'eau vinaigrée très froide.

Myopie et Presbytie.

Les verres concaves aux myopes et les verres convexes aux presbytes, leur donneront la vue naturelle.

Maladies Mercurielles.

La chimie nous apprend que l'or a une grande affinité avec le mercure, d'où l'heureuse idée, dans ces maladies, d'avaler journellement de petites boules d'or qui, en attirant à elles le mercure, finiront à la longue par en débarrasser l'économie. Inutile d'ajouter que les boules sont rendues en nature, et qu'on les lave pour s'en servir de nouveau jusqu'à guérison.

Phthisie.

La plupart des maladies reconnaissent pour cause un arrêt de transpiration. C'est fondé sur ce principe que découle le traitement suivant :

Les personnes atteintes de phthisie devront se lever à 4 heures 1/2 du matin, se bien couvrir des pieds à la gorge, et faire par un temps sec (le vent et la pluie étant contraires) une promenade d'un kilomètre ou deux, et revenir se mettre au lit où elles resteront une heure ou deux. Chaque jour, on augmentera la distance. Après dix à quinze jours, on est radicalement guéri. Par la transpiration, la chemise est mouillée, on éprouve un bien-être indicible. Si le malade ne pouvait marcher, on se sert du cheval de selle ou de la voiture ; le résultat devient le même ; le sang se porte à l'épiderme et la transpiration s'établit ; ce résultat obtenu, la guérison est complète. Tant qu'à la nourriture, il faut s'abstenir des viandes salées ou épicées.

Le traitement ne doit se faire que pendant un temps sec et chaud ; cependant le brouillard du ma-

tin n'est pas un obstacle s'il est exempt de pluie.
Le malade devra changer de chemise qui est presque toujours mouillée ou humide, et quand il sera
habillé, bien couvert-d'un manteau ou caban, voire
même d'un cache-nez, il se mettra en marche.

Il peut prendre en se levant du lait de vache ou
de chèvre sortant du pis de l'animal. Si le temps se
met au froid ou à la pluie, on interrompt le traitement, et il arrive que la guérison n'est pas retardée.

Commencer au mois de mai.

Migraines, Névralgies.

Une pièce d'or ou d'argent, appliquée et mainte-
nue un moment sur le front, suffit très souvent pour
guérir ces affections. Si l'or ou l'argent ne réussis-
saient pas, on s'adresserait au zinc, au cuivre, etc.
Ces moyens ont leur raison d'être. On connaît en
thérapeutique la valeur des métaux dans les affections nerveuses. Quant à leur moyen d'action, on
peut l'expliquer par l'absorption, le magnétisme, etc.

Maladies du Cœur.

La digitale doit être considérée comme le spécifique des maladies du cœur. Le lait, coupé d'eau,
sera un excellent adjuvant. Le malade doit se tenir
singulièrement en garde contre les passions, et évi-
ter avec le plus grand soin tout ce qui est de nature
à lui donner des impressions trop vives et trop pro-
fondes.

Goutte.

C'est Linnée, je crois, qui nous dit avoir guéri la goutte par le seul usage des fraises. Ce fruit, par sa nature, est tempérant et rafraîchissant; il peut, par les principes qu'il contient, pousser aux urines, et devenir légèrement laxatif, autant d'indications à suivre dans la maladie qui nous occupe. Sans doute, c'est là un moyen peu actif; mais il est un proverbe en morale qui trouve aussi son application en médecine, il dit que souvent : Plus fait douceur que la violence.

Maladies des Femmes.

Maurice a dit que la matrice était l'horloge de la femme. On a écrit que ce qu'était la femme, elle le devait à son utérus, et encore que toutes les souffrances de la femme proviennent de la matrice. Cela nous montre assez quelle influence cet organe exerce sur la vie de la femme.

Les maladies des femmes sont nombreuses, et nous ne saurions ici les étudier toutes; mais la principale, celle qui, lorsqu'elle survient, peut amener toutes les autres, c'est la suppression des *menstrues*. Le concours d'un médecin éclairé est ici tout-à-fait nécessaire, car, pour rétablir le flux menstruel, ce n'est pas toujours aux emménagogues que l'on doit s'adresser, mais il est un moyen magnétique très curieux que l'on peut essayer dans tous les cas, et

que nous voulons livrer à la connaissance de nos
lecteurs, en raison précisément de sa singularité, le
voici : Prenez un œuf frais du jour, faites-le cuire
dans l'urine de la malade et faites-le ensuite manger
par des fourmis, mais rien que par des fourmis. A
mesure que l'œuf diminue, la malade guérit.

Cancer.

Le cancer n'est pas une maladie locale, et la
preuve c'est la tendance qu'il a, lorsqu'on en a pra-
tiqué l'ablation, à se reproduire dans l'économie.
Les moyens locaux ne seront donc que calmants et
nullement curatifs, on devra recourir à un traitement général. Les purgatifs et les dépuratifs habi-
lement maniés, sont appelés à rendre de grands services. Storck regardait la ciguë comme le spécifique
du cancer. Ponteau prétend avoir fait des cures mer-
veilleuses au moyen d'un régime sévère et de l'eau.
Ses expériences ne mériteraient-elles pas d'être ré-
pétées?

Bégaiement.

Le célèbre orateur Démosthènes était né bègue.
C'est en déclamant au bord de la mer, la bouche
remplie de petits cailloux, qu'il trouva sa guérison.

Insomnie.

Tout le monde sait que l'on endort les enfants au
moyen de chants sur un rythme monotone et dolent;

cela a inspiré l'idée de conseiller aux personnes atteintes d'insomnie, d'user d'un moyen mécanique rappelant quelque peu le précédent : il consiste à compter jusqu'à cent et à recommencer ensuite, s'il est nécessaire, jusqu'à ce que le sommeil vous ait gagné. Ce procédé, tout simple qu'il est, réussit très souvent.

Un autre moyen, c'est de se servir d'oreillers remplis de houblon.

Maladies nerveuses.

Volo ! je veux. Ce mot pourrait bien, dans quelques cas, être le spécifique des affections spasmodiques. La puissance des nerfs, nous le savons, est immense, mais celle de la volonté n'est-elle pas infinie ! Le physique doit le céder au moral; il doit être maîtrisé, réduit par lui.

Magnétisez donc en quelque sorte vos nerfs..., dites-leur : Taisez-vous !

Je le veux ! je le veux ! Avec ce mot il y a des hommes qui ont bouleversé le monde.

Panaris.

Lorsque le doigt est attaqué d'un panaris, il suffit de le plonger dans un œuf très frais et de l'y laisser quelques moments. L'œuf durcit comme s'il était exposé au feu. On en retire ensuite le doigt, et la douleur et l'inflammation ont entièrement disparu.

Cors aux pieds.

Faites tremper les cors, puis saupoudrez-lés avec de la poudre d'alun et vous ne tarderez pas à les voir tomber. Surtout gardez-vous bien d'attaquer vos cors avec un canif, un rasoir ou un autre instrument tranchant, vous pourriez vous blesser, et on a vu souvent des accidents mortels survenir à la suite de pareilles blessures.

Hémorrhagies.

Pour arrêter une hémorrhagie, on possède plusieurs moyens : la compression, l'amadou, l'eau froide, le plâtre, des toiles d'araignées, du papier brûlé, des compresses trempées dans l'encre, dans une solution d'alun, etc.

Asthme.

Roulez en cigare des feuilles de stramoine ou bien bourrez-en une pipe et fumez-la. Ce remède est souverain.

Rhumatisme.

On prend des cerceaux, une crinoline peut servir à cet usage, on s'en entoure le corps et on couvre. On allume ensuite un bol de vin chaud au-dessous et on en reçoit les fumigations. Ce moyen, souvent répété, a guéri souvent le rhumatisme.

Pierre, Gravelle.

L'eau est le meilleur des lithoutriptiques connus. Qu'on le sache bien, les grands buveurs d'eau n'ont jamais de calculs urinaires. Tous les autres moyens, sans elle, resteraient tout-à-fait impuissants.

Folie.

Boerhaave rapporte qu'un malade fut guéri par un long usage de petit lait, d'eau et de fruits ; ceci nous dit assez que cette maladie exige un régime doux. La médecine morale, dans beaucoup de cas, rendra aussi des services signalés.

Surdité.

Lorsque la surdité reconnaît pour cause un amas de cérumen, un cure-oreille sera le seul intermédiaire nécessaire. D'autres fois, il sera bon de recourir aux purgatifs, aux bains de pieds. Un grain de musc ou d'ambre gris introduit avec du coton dans l'oreille, guérit souvent.

Rhume de cerveau.

Projetez du sucre sur une pelle rougie et reniflez-en la vapeur. Le rhume, lorsqu'il est léger, cède ordinairement à ce simple moyen.

Une chose qui guérit l'ennui.

Les pastilles ambrées dont le maréchal de Richelieu fit usage si avantageusement, sont souverainement toniques et exhilarantes. Suivant Brillat-Savarin, elles chassent la mélancolie et excitent la gaîté sans agiter comme le café.

Dents.

La vapeur d'encens et mieux celle des graines de jusquiame, guérissent les maux de dents. Si on veut les faire tomber, appliquer sur elles de l'esprit d'ammoniac.

Trois grands Médecins.

Les trois plus grands médecins sont l'exercice, la propreté et la tempérance. Ils sont la clef de voûte de la santé. Sans eux, la constitution la plus robuste finit par s'altérer, et le malade ne devra concevoir aucun espoir de guérison.

Moyen de vivre cent ans.

Il est contenu dans trois lignes :

Lever à cinq, dîner à neuf,
Souper à cinq, coucher à neuf,
Fait vivre d'ans nonante-neuf.

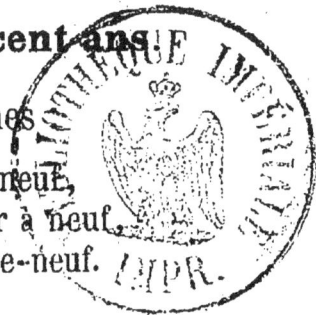